目次

- ゴーシェ病の総論 ……………………………………………………… 3
- ゴーシェ病のタイプ別分類 …………………………………………… 5
- ゴーシェ病の症状 ……………………………………………………… 7
- ゴーシェ病の診断 ……………………………………………………… 9
- ゴーシェ病の酵素活性測定 …………………………………………… 11
- ゴーシェ病の治療方針 ………………………………………………… 13
- 日本人ゴーシェ病に対する酵素補充療法の治療成績 ……………… 15
- ゴーシェ病Ⅰ型に対する酵素補充療法の治療効果(海外データ) …… 17
- ゴーシェ病に対するエリグルスタットによる基質合成抑制療法について …… 19
- ゴーシェ病Ⅰ型に対するエリグルスタットによる基質合成抑制療法の治療成績 … 21
- ゴーシェ病の治療目標 ………………………………………………… 23
- 酵素補充療法の副反応について ……………………………………… 25
- ゴーシェ病治療におけるモニタリング項目 ………………………… 27
- 遺伝カウンセリング …………………………………………………… 29
- ゴーシェ病関連情報 …………………………………………………… 31
    - ■ゴーシェ病について相談可能な専門医・施設 ………………… 31
    - ■ゴーシェ病治療に関する行政機関／患者会 …………………… 32
    - ■ゴーシェ病治療に関する治験情報 ……………………………… 32
- 参考文献 ………………………………………………………………… 33
- 略号一覧 ………………………………………………………………… 34

ゴーシェ病の総論

■ゴーシェ病とは（図1）

　ゴーシェ病は1882年にPhilippe Gaucherにより初めて報告され[1]、1905年に命名された[2]。ゴーシェ病はグルコセレブロシダーゼ（glucocerebrosidase）遺伝子の異常により、ライソゾーム酵素であるグルコセレブロシダーゼ活性が低下または欠如することにより発症するライソゾーム病（lysosomal storage disease：LSD）の1つである。遺伝形式は常染色体劣性遺伝であり、性差はない。

　ゴーシェ病では生体膜の構成成分であるスフィンゴ糖脂質の分解過程で、基質である糖脂質グルコセレブロシド（glucocerebroside）がセラミド（ceramide）とグルコースに分解されず進行的にマクロファージなどの細網内皮系に蓄積する。肝臓、脾臓、骨髄などに顕著に蓄積し、肝脾腫、貧血、血小板減少症、骨髄におけるゴーシェ細胞の出現や骨痛、病的骨折などの臨床症状などを呈する。さらに細網内皮系の炎症によってアンジオテンシン変換酵素（ACE）値、酸性ホスファターゼ（ACP）値などが上昇する。また、神経型ゴーシェ病ではグルコセレブロシドのリゾ体であるグルコシルスフィンゴシン（glucosylsphingosine）の脳内蓄積により中枢神経症状が発症する[3]。

■ゴーシェ病の臨床病型（表1）

　ゴーシェ病は神経症状の有無と重症度によって、Ⅰ型（慢性非神経型）、Ⅱ型（急性神経型）、Ⅲ型（亜急性神経型）に分類される。Ⅰ型は神経症状を伴わず、発症年齢は幼児期から成人期までと幅広く、肝脾腫、骨症状を主訴とするが、その程度は異質性に富む。Ⅱ型は乳児期に発症し、肝脾腫に加え発達遅滞、痙攣、項部後屈などの神経症状を伴い、急速に神経症状は進行する。胎児水腫として発症する新生児型も存在する。Ⅲ型の発症年齢は幼児期から学童期までと幅広い。肝脾腫に加え、眼球運動失行、運動失調、痙攣などの神経症状を伴うが、その程度はⅡ型に比較して軽度で進行も緩徐である。Ⅲ型は3つの亜型に分類される（8ページを参照）。Ⅱ型とⅢ型をあわせて神経型ゴーシェ病と呼ぶ。

■ゴーシェ病の疫学データ（表2）

　ゴーシェ病は全ての人種で発現する。しかし、その有病率や病型分布は人種により異なる。欧米ではⅠ型が全患者数の90％以上を占め、有病率は1.16人/10万人程度と推定されている[4]。アシュケナージ系ユダヤ人に多く発症することが知られており、その有病率は1人/450人～1人/4,000人と高頻度であることが報告されている[5]。

　ゴーシェ病の日本人における有病率は全体で1人/33万人、Ⅰ型1人/50万人、Ⅱ型1人/230万人、Ⅲ型1人/117万人、また、Ⅱ型・Ⅲ型併せて1人/120万人と報告されている[6,7]。

図1 ゴーシェ病の病態

- ゴーシェ病はライソゾーム酵素であるグルコセレブロシダーゼ活性が低下または欠如することを原因とするするライソゾーム病（lysosomal storage disease：LSD）の1つである。
- ゴーシェ病の遺伝形式は常染色体劣性遺伝疾患であり、性差はない。
- ゴーシェ病では基質の糖脂質グルコセレブロシド（glucocerebroside）が分解されず、進行性にマクロファージなどの細網内皮系に蓄積する。
- 肝脾腫、貧血、血小板減少、ゴーシェ細胞の出現、骨痛、病的骨折などを呈する。
- 細網内皮系の炎症によってACE値、ACP値などが上昇する。
- グルコシルスフィンゴシン（glucosylsphingosine）の脳内蓄積により中枢神経症状が発症する。

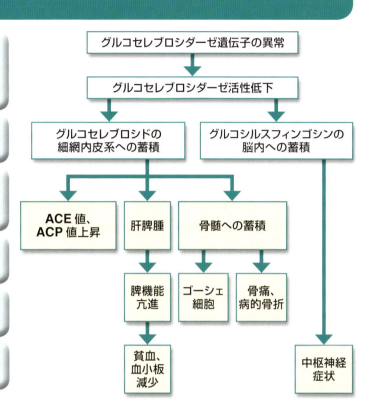

表1 ゴーシェ病の臨床病型分類

	Ⅰ型 慢性非神経型	Ⅱ型 急性神経型	Ⅲ型 亜急性神経型
発症時期	幼児〜成人	新生児/乳児	幼児〜学童
神経症状	（−）	（＋＋＋）	（＋）〜（＋＋）
肝脾腫	（−）〜（＋＋＋）	（＋）	（＋）〜（＋＋＋）
骨症状	（−）〜（＋＋＋）	（−）	（−）〜（＋＋＋）
予後	良好	不良	症例により異なる

表2 ゴーシェ病の疫学データ

- 欧米におけるゴーシェ病の有病率は1.16人/10万人程度と推定されている[4]。
- アシュケナージ系ユダヤ人に多く発症することが知られており、その有病率は1人/450人〜1人/4,000人と高頻度である[5]。
- 日本人における有病率は全体で1人/33万人、Ⅰ型1人/50万人、Ⅱ型1人/230万人、Ⅲ型1人/117万人、また、Ⅱ型・Ⅲ型併せて1人/120万人と報告されている[6,7]。

ゴーシェ病のタイプ別分類

■日本におけるゴーシェ病患者数と分類

　ゴーシェ病患者登録システムであるGaucher Registryの2010年報告によると、62の国と地域の5,710名の患者が登録されており、そのうちの92％はI型である[8]。これに対し、日本人では、II型、III型などの神経症状を伴う患者が半数以上（58.1％）を占めていた（図2）[9]。なお、現在、日本においては約150人の患者が報告されている。

■日本人のゴーシェ病の臨床的特徴

　日本人のゴーシェ病III型では、診断時にすでに神経症状を呈している群と、経過観察中に神経症状を呈してI型からIII型へ移行する群が存在することが報告されている[10]。日本人ゴーシェ病患者で、初診時にIII型が28例（21.7％）であったのが、経過観察後には44例（34.1％）に増加し、16例がI型からIII型へ移行していたことが判明した（図3）[9]。日本人ゴーシェ病I型は5歳以下に診断されることが多いが、神経症状が初診時にはなくても、十分注意して観察していく必要がある。また、日本人のゴーシェ病I型はユダヤ人のI型患者と比較して重症であり、進行性であることが報告されている。すなわち、発症年齢が低く、骨合併症率や脾摘率が高い。かつ数年の経過で血小板減少、重症度スコアが増悪することが報告されている[11]。

■日本人のゴーシェ病にみられる遺伝子変異について

　glucocerebrosidase遺伝子（*GBA*）は、染色体1q21に位置し、300を超える遺伝子変異が報告されている。
　ユダヤ人では、N370S、84GG、L444P、R463Cなどが全体の約87.4％を占め、そのうちN370Sが69.8％を占めている（図4）[12]。
　これに対して日本ではL444P、F213I、D409H、IVS2+1などの変異が60.9％でみられ、N370S変異は全く認められていない[13]。N370SはI型患者にリンクしており、神経症状を伴わない臨床症状の軽度な病態の発現に関与している。この日本人ゴーシェ病患者の遺伝子変異分布の特徴は、前述した日本人ゴーシェ病の臨床的特徴の主な原因と考えられている。
　Gaucher Registry 2010によると遺伝子型で最も多いのはN370S/N370Sで、イスラエル、アメリカ、南アフリカなどで高頻度である。一方、L444P/L444Pは日本、デンマーク、エジプト、韓国などで多く認められる[8]。

図2 日本人ゴーシェ病の病型分布とGaucher Registry 2010

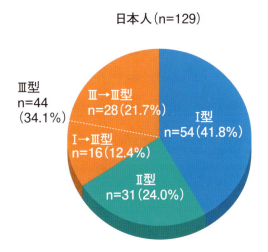
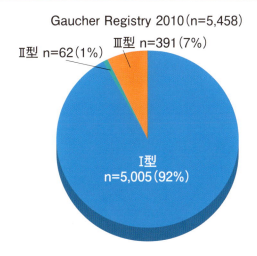

図3 日本人ゴーシェ病の病型変化

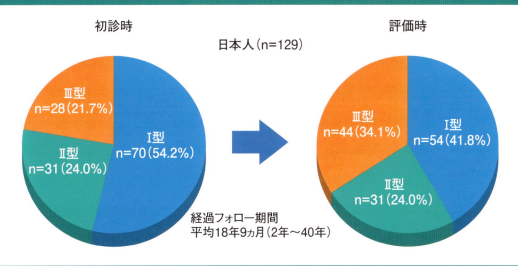

図4 日本人のゴーシェ病にみられる遺伝子変異について

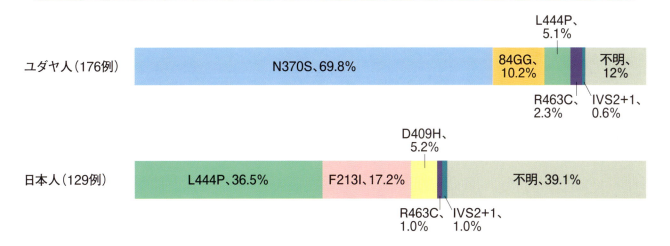

ゴーシェ病の症状

■ゴーシェ病の主症状（表3）

全身症状
- 肝脾腫、腹部膨満、貧血、出血傾向、喘鳴などがみられる。脾腫はいずれの病型においても認められる。

骨症状
- ゴーシェ病ではいずれの病型においても、程度の違いはあるが骨病変が発現する。原因としては、グルコセレブロシド（glucocerebroside）がマクロファージに蓄積し、骨髄に浸潤し、梗塞、虚血、壊死、骨皮質の破壊などをもたらすためと考えられている。
- 骨髄浸潤は骨のリモデリングを阻害し、骨量減少、骨壊死、虚血性梗塞、脊椎の圧迫骨折などを引き起こす。
- 大腿骨頸部骨折や大腿骨頭の無菌性壊死もよくみられる。骨痛は慢性的で、X線所見と相関しない。
- 骨クリーゼがみられる場合もある。クリーゼは限局性の激痛で、骨の急性梗塞が原因と考えられる。

神経症状
- Ⅱ型では精神運動発達遅滞・神経学的退行が主な神経症状であり、その他、後弓反張、喉頭痙攣、痙直などの神経症状が乳児期に出現し、急速に進行する。
- Ⅲ型では、斜視、眼球運動失行*、運動失調、痙攣などの神経症状を呈するが、発症時期はⅡ型に比べて遅く、進行も緩徐である。進行性ミオクローヌスてんかんの像を呈する例もある。
- 核上性水平注視麻痺のみを神経症状とする病型もある。

■ゴーシェ病の病型別症状（表4）

　ゴーシェ病患者においては、肝脾腫、骨病変、貧血、血小板減少症などを認め、血清酸性ホスファターゼ（ACP）やアンジオテンシン変換酵素（ACE）の高値が認められることが多い。病型によって症状は異なる。
- Ⅰ型は幼児期から成人期に発症する。肝脾腫、腹部膨満、骨症状（骨痛、病的骨折）、血小板減少症、出血傾向、貧血などを訴え受診する場合が多い。
- Ⅱ型は乳児期に発症し、肝脾腫に加え精神運動発達遅滞や痙攣などの神経症状を伴い、急速に進行する。眼球運動失行*、痙直、筋緊張異常、斜視、胎児水腫、喘鳴もみられる。Ⅱ型の初発症状は、喘鳴が最も多い。
- Ⅲ型はⅡ型に比べ中枢神経系症状の発現は幼児から学童までと遅い。肝脾腫の他に、Ⅲa型では、痙攣、ミオクローヌス発作、斜視、眼球運動失行*、運動失調などを呈する。Ⅲb型では神経症状として核上性水平注視麻痺のみを呈し、それに加え重篤な臓器症状および骨症状がみられる。Ⅲc型では心弁膜石灰化、角膜混濁、水頭症などのユニークな症状を呈する。Ⅲa～cは、明確に分類されるものではない。

　*眼球運動失行は、核上性水平注視麻痺、水平方向の衝動性眼球運動の遅延、及びそれを補うための首振り運動などの異常眼球運動の総称である。

表3　ゴーシェ病の主症状

全身症状	肝脾腫、腹部膨満、貧血、出血傾向、喘鳴など
骨症状	ゴーシェ細胞の骨髄浸潤 骨量減少、骨壊死、虚血性梗塞、脊椎の圧迫骨折 大腿骨頸部骨折、大腿骨頭の無菌性壊死、骨塩密度低下、エルレンマイヤーフラスコ変形、骨痛（慢性的、X線所見と相関しない） 骨クリーゼ（限局性の激痛）
神経症状 （Ⅱ型・Ⅲ型）	精神運動発達遅滞・神経学的退行、 後弓反張、喉頭痙攣、痙攣、痙直、 斜視、眼球運動失行＊、ミオクローヌス発作、 運動失調、筋緊張異常、 核上性水平注視麻痺　　＊眼球運動失行は、核上性水平注視麻痺、水平方向の衝動性眼球運動の遅延、及びそれを補うための首振り運動などの異常眼球運動の総称である。

表4　ゴーシェ病の病型別症状

共通する症状として、肝脾腫、骨病変、貧血、血小板減少症などを認める。また、血清酸性ホスファターゼ（ACP）やアンジオテンシン変換酵素（ACE）の高値が認められる。病型によって症状は異なる。

Ⅰ型	幼児期から成人期に発症 肝脾腫、腹部膨満 骨症状（骨痛、骨クリーゼ、病的骨折、骨塩密度低下、骨髄浸潤、骨壊死、エルレンマイヤーフラスコ変形） 血小板減少症、出血傾向、貧血、肝機能障害など
Ⅱ型	乳児期に発症し、神経症状は急速に進行 肝脾腫、精神運動発達遅滞の他に、後弓反張、喉頭痙攣、痙攣、痙直、眼球運動失行、筋緊張異常、斜視、胎児水腫、喘鳴など
Ⅲ型	肝脾腫、骨症状に加えて神経症状を伴うが進行はⅡ型に比べ緩徐で、神経症状の発現は幼児から学童までとⅡ型に比べて遅い。 Ⅲa型は痙攣、ミオクローヌス発作、斜視、眼球運動失行、運動失調など Ⅲb型は核上性水平注視麻痺と重篤な臓器症状および骨症状 Ⅲc型は心弁膜石灰化、角膜混濁、水頭症など

ゴーシェ病の診断

■スクリーニング検査および関連検査（図5）

ゴーシェ病の主症状に該当する所見がある場合、あるいは家系内にゴーシェ病患者がいる場合、専門医と相談し、スクリーニング検査や関連する画像診断などを実施する。
- 血液検査でヘモグロビン値低下、血小板数減少がみられる。
- 血清酸性ホスファターゼ（ACP）値上昇、アンジオテンシン変換酵素（ACE）値の上昇が認められる。
- 単純X線で大腿骨遠位端にエルレンマイヤーフラスコ（三角フラスコ状の）変形が、また、長管骨のMRIでゴーシェ細胞の骨髄のまだら様所見、骨髄浸潤がみられる。

- ヘモグロビン値（Hb）
  男性（基準値：14.0-18.0g/dL）
  女性（基準値：12.0-16.0g/dL）
  小児（新生児：15-23g/dL、
       乳児：9-14g/dL、小児12-15g/dL）
- 血小板数（PLT）
  基準値：15-35万/μL
- 血清酸性ホスファターゼ（ACP）値
  18歳以上（基準値：7.3-13.6U/L）
  18歳未満（基準値：2.3-29.5U/L）
- アンジオテンシン変換酵素（ACE）値
  18歳以上（基準値：8.3-21.4U/L）
  18歳未満（基準値：6.7-35.6U/L）

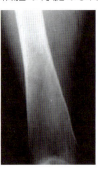
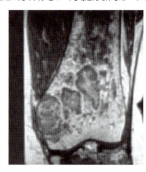

左写真：大腿骨遠位部のX線像
典型的なエルレンマイヤーフラスコ変形を示す（提供：L.W. Poll先生）

右写真：ゴーシェ細胞の骨髄浸潤像（大腿骨遠位部）のMRI像
不均一な浸潤および顕著な骨の変形が認められる（提供：L.W. Poll先生）

- 骨髄穿刺
骨髄スメアにゴーシェ細胞が確認できれば診断はさらに確実である。ただし、血液学的悪性疾患では偽ゴーシェ細胞が認められる場合もあり、鑑別には注意を要する（表5）。

ゴーシェ細胞の顕微鏡写真
（提供：井田博幸先生）

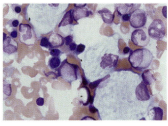

表5　偽ゴーシェ細胞が観察される主な血液疾患

- 慢性好中球性（骨髄性）白血病
- 多発性骨髄腫
- ホジキン病
- 急性リンパ性白血病

■確定診断（図5）

- 培養皮膚線維芽細胞またはリンパ球によるグルコセレブロシダーゼ（GBA）活性測定検査
グルコセレブロシダーゼ（GBA）活性低下を確認した段階で確定診断となる。リンパ球あるいは白血球で酵素活性を測定する場合、酵素活性のバラツキが多いので注意が必要である。より正確な酵素活性を測定する場合は培養皮膚線維芽細胞で行うことが望ましい。また、ろ紙血による酵素活性測定はあくまでもスクリーニングの目安となるものであって、測定値が正常値であってもゴーシェ病を必ずしも否定するものではない。

- 遺伝子検査
ゴーシェ病の遺伝学的検査を実施する場合、検査結果の開示を行うための遺伝カウンセリングも含めて保険適応となっている*。しかし、遺伝子検査は8つのcommon mutation（L444P、F213I、R463C、N370S、84GG、IVS2+1、D409H、RecNcil）の遺伝子変異の集積性が高いユダヤ人では有用だが、日本人では8つのcommon mutationの同定率は60%程度[6]であるため実用的ではない（6ページ、図4参照）。他の方法で診断が確定されている場合は必須ではなく、補助的診断項目となる。

＊結果開示が1回で済まなければ、複数回のカウンセリングが1回/月を限度として可能。

■鑑別診断（図5）

ゴーシェ病の主症状である骨症状、肝脾腫、貧血、血小板数減少などは、急性リンパ性白血病や慢性骨髄性白血病、非ホジキンリンパ腫、多発性骨髄腫、特発性血小板減少性紫斑病といった血液・腫瘍疾患、また、胎児水腫、ミオクローヌスてんかんなどは非特異的な症状なので、これらを呈する疾患との鑑別診断をする必要がある。

図5　ゴーシェ病の診断チャート

主症状

① 全身症状…肝脾腫、腹部膨満、貧血、血小板減少症、喘鳴など
② 骨症状…骨痛、骨クリーゼ、病的骨折、骨塩密度低下、骨髄浸潤、骨壊死、エルレンマイヤーフラスコ変形など
③ 神経症状…眼球運動障害（水平性衝動性眼球運動障害）、精神運動発達遅滞・神経学的退行、後弓反張、喉頭痙攣、痙攣、ミオクローヌス発作など
　　　　　　神経症状型の初期症状としては、喘鳴、眼球運動障害（水平性衝動性眼球運動障害）が多い

スクリーニング検査および関連検査

血液検査	ヘモグロビン値低下、血小板数減少、血清酸性ホスファターゼ（ACP）値上昇、アンジオテンシン変換酵素（ACE）値上昇
画像診断	単純X線で大腿骨遠位端のエルレンマイヤーフラスコ変形、MRIで骨髄のまだら様所見（ゴーシェ細胞の骨髄浸潤）
骨髄穿刺	ゴーシェ細胞の確認（ただし、偽ゴーシェ細胞に注意）

確定診断

培養皮膚線維芽細胞またはリンパ球によるグルコセレブロシダーゼ（GBA）活性測定検査★	グルコセレブロシダーゼ（GBA）活性低下（より正確な酵素活性値を測定する場合は培養皮膚線維芽細胞で行うことが望ましい）
遺伝子検査	遺伝子変異の確定（他の方法で診断が確定されている場合は必須ではなく、補助的診断項目となる）

★ろ紙血による酵素活性測定はあくまでもスクリーニングの目安となるものであって、測定値が正常値であってもゴーシェ病を必ずしも否定するものではない。

鑑別診断

- 骨症状…成長痛、白血病、リンパ腫、骨髄炎、ペルテス病など
- 肝脾腫…ニーマンピック病A型・B型、ニーマンピック病C型、コレステロールエステル蓄積症など
- 胎児水腫…GM1ガングリオシドーシス、シアリドーシスⅡ型、ムコ多糖症Ⅳ型・Ⅶ型、ガラクトシアリドーシスⅠ型、ニーマンピック病C型、ファーバー病、乳児型遊離型シアル酸蓄積症、I-cell病、マルチプルスルファターゼ欠損症など
- 進行性ミオクローヌスてんかん…シアリドーシスⅠ型、ガラクトシアリドーシス（若年・成人型）、神経セロイドリポフスチン症など

ゴーシェ病の酵素活性測定

■ゴーシェ病酵素活性測定実施施設

　ゴーシェ病では培養皮膚線維芽細胞またはリンパ球、ろ紙血によるグルコセレブロシダーゼ（βグルコシダーゼ）の酵素活性測定を専門施設で実施している。測定依頼などの実施方法は各施設で確認する必要がある（**表6**）。

■培養皮膚線維芽細胞またはリンパ球による酵素活性測定

　培養皮膚線維芽細胞またはリンパ球によるグルコセレブロシダーゼ（βグルコシダーゼ）の酵素活性測定は確定診断となる測定検査である。検査は蛍光分析法で、基質は 4MU（4-methylumbelliferyl-β-D-glucopyranoside）を用いる。ゴーシェ病患者の場合、酵素活性は健常者の 10% 以下に低下している（**図6**）。

図6　ゴーシェ病の欠損酵素グルコセレブロシダーゼ（βグルコシダーゼ）の酵素活性

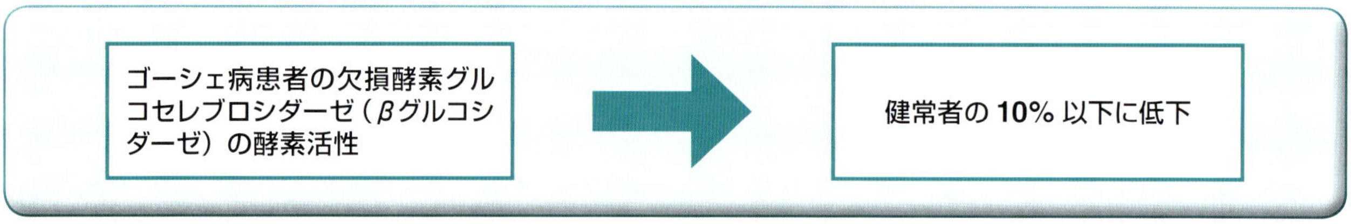

ゴーシェ病患者の欠損酵素グルコセレブロシダーゼ（βグルコシダーゼ）の酵素活性		健常者の 10% 以下に低下

■ろ紙血による酵素活性測定

　ろ紙血による酵素活性測定はあくまでもスクリーニングの目安となるものであって、測定値が正常値であってもゴーシェ病を必ずしも否定するものではない。本来は症状などからゴーシェ病の疑いがある場合は、培養皮膚線維芽細胞またはリンパ球による酵素活性測定や遺伝子検査を行うことが望ましい。

表6 代表的な酵素活性測定施設、遺伝子検査実施施設

出典：日本先天代謝異常学会ホームページ　精密検査施設一覧

施 設	検 査	検体（量、保存）	検査方法	報告日数	連絡先	その他
東京慈恵会医科大学	酵素活性	ヘパリン加骨髄血	4MU 蛍光測定	約1ヵ月	〒105-8461 東京都港区西新橋3-25-8 東京慈恵会医科大学小児科学講座 井田　博幸 先生 TEL：03-3433-1111（内3320） Mail：hiroy@jikei.ac.jp	・事前にメールにて連絡 ・同意書、送付日などの確認が必要
	遺伝子解析	ヘパリン加血液 （10mL、4℃） EDTA加血液 （10mL、4℃）	PCR Sequence	約2ヵ月		
鳥取大学	酵素活性	ヘパリン加血液 （10mL、4℃）	4MU 蛍光測定	2週間〜1ヵ月	〒683-8504 鳥取県米子市西町36-1 鳥取大学医学部附属病院脳神経小児科 成田　綾 先生 TEL：0859-38-6777 Mail：aya.luce@nifty.com	・事前にメールにて連絡 ・送付日などの確認が必要
	酵素活性	ヘパリン加血液 （7mL、4℃）	4MU 蛍光測定	2週間程度	〒683-8504 鳥取県米子市西町36-1 鳥取大学医学部附属病院次世代高度医療推進センター 難波　栄二 先生 TEL：0859-38-6745 Mail：idencoun@med.tottori-u.ac.jp	・事前にメールにて連絡
	遺伝子解析	EDTA加血液 （2mL×2本、4℃）	PCR Sequence	約1ヵ月		
大阪大学	酵素活性	ヘパリン加血液 （7〜10mL、室温）	4MU 蛍光測定	約1ヵ月	〒565-0871 大阪府吹田市山田丘2-2 大阪大学大学院医学系研究科小児科学 酒井　規夫 先生 TEL：06-6879-3932 Mail：norio@ped.med.osaka-u.ac.jp	・事前にメールにて連絡 　申込書あり
熊本大学	酵素活性	新生児マススクリーニング用ろ紙血 2スポット	4MU 蛍光測定	約1ヵ月	〒860-8556 熊本県熊本市中央区本荘1-1-1 熊本大学大学院生命科学研究部小児科学分野 中村　公俊 先生 Mail：nakamura@kumamoto-u.ac.jp	・事前にメールにて連絡 　申込書あり
	遺伝子解析	EDTA加血液 （2mL、4℃）	PCR Sequence	約2ヵ月		
新百合ヶ丘総合病院*	酵素活性	新生児マススクリーニング用ろ紙血	4MU 蛍光測定	約1ヵ月	〒215-0026 神奈川県川崎市麻生区古沢都古255 （財）脳神経疾患研究所 先端医療研究センター 衞藤　義勝 先生 柳澤　比呂子 先生 TEL：044-322-9991 （内3229） Mail：yosh@sepia.ocn.ne.jp	・事前にメールにて連絡
国立成育医療研究センター*	酵素活性	新生児マススクリーニング用ろ紙血 2スポット	4MU 蛍光測定	約1ヵ月	〒157-8535 東京都世田谷区大蔵2-10-1 国立成育医療研究センター 臨床検査部 高度先進検査室 小須賀基通 先生 TEL：03-3416-0181 FAX：03-3417-2238 Mail：adv-lab@ncchd.go.jp	・事前にメールにて連絡 　申込書あり
	遺伝子解析	EDTA加血液 （2mL、4℃）	PCR Sequence	約2ヵ月		

＊日本先天代謝異常学会ホームページに掲載予定

（2016年11月作成）

ゴーシェ病の治療方針（図7）

■ゴーシェ病の公費負担制度について

ゴーシェ病はライソゾーム病として小児慢性特定疾病、指定難病に認定されている。治療の開始にあたっては、患者・家族の経済的負担を軽減するため、これらの医療費の公費補助を受けることができる。

新規申請時の年齢が18歳未満の場合、小児慢性特定疾病治療研究事業の医療費助成の申請が可能である（18歳到達時点において本事業の対象になっており、かつ、18歳到達後も引き続き治療が必要と認められる場合には、20歳未満まで継続可能である）。新規申請時の年齢が18歳以上の場合、難病法に基づく医療費助成制度による特定医療費（指定難病）支給認定の申請を行い認定を受けることができる。

■酵素補充療法

ゴーシェ病に対する治療は、現在酵素補充療法（ERT）が一般的に普及している。ERTは、ゴーシェ病で欠損あるいは低下したグルコセレブロシダーゼを遺伝子組換え技術によって作成し、それを静脈内投与することにより、生体内、特に細網内皮系細胞のライソゾーム内などを中心に蓄積したグルコセレブロシドを分解することにより症状の改善を目的としている。イミグルセラーゼ（遺伝子組換え）製剤は1998年に日本で承認され、2006年までに155例の患者にERTが実施されている。なおERT治療薬としては2014年7月にベラグルセラーゼ アルファ（遺伝子組換え）製剤が新たに承認された。

ERTの早期かつ長期投与によって、肝脾腫の改善、貧血症状やヘモグロビン値の改善、血小板数の上昇、骨痛の改善、病的骨折の低下、骨クリーゼの軽減などが認められる。中枢神経症状に対しては血液脳関門を通過しないため効果は認められないと考えられている。

■基質合成抑制療法

ERTが欠損あるいは低下したグルコセレブロシダーゼを静脈内投与することにより蓄積したグルコセレブロシドを分解する治療法であるのに対して、グルコセレブロシド（グルコシルセラミド）の合成を阻害することによりその蓄積を抑制する治療法が基質合成抑制療法（SRT）である。日本では、2015年にグルコシルセラミド合成阻害薬であるエリグルスタットが承認・発売された。エリグルスタットは未治療患者への有効性ならびにERTで治療効果が安定している患者に対してERT（イミグルセラーゼ）との非劣性が示されている。エリグルスタットは経口剤であり、ERTが点滴静注であることから、患者さんのQOLを考えると、新たな治療選択肢となり得る。しかし、その薬物代謝特性から投与に先立ってCYP2D6遺伝子型を確認する必要がある（検査対象は16歳以上）。また、遺伝子型により用法・用量が異なるので注意が必要である。禁忌・併用禁忌などにも留意する。その使用方法の詳細については、19～20ページを参照されたい。

■疾患マネジメント

ERTやSRTとともに、ゴーシェ病による脾腫、貧血、血小板減少症、また骨痛、骨クリーゼ、病的骨折などの骨関節症状に対する補助療法が必要となる場合がある。

■その他の治療について

●造血幹細胞移植
日本では4例のゴーシェ病患者（Ⅰ型2例、Ⅱ型1例、Ⅲ型1例）に対し造血幹細胞移植が行われ、3例で酵素活性の正常化などが認められている[14]。最近では、免疫能の抑制を主眼とした骨髄非破壊的前処置によるリスク低減をはかった造血幹細胞移植がゴーシェ病を含むライソゾーム病にも導入されている。

●シャペロン療法
ゴーシェ病の中枢神経症状に対して、ケミカルシャペロン療法が検討されている。ケミカルシャペロン活性を持つambroxolのシャペロン効果を期待したERTとの併用による臨床研究が日本で行われている[15]。

図7　ゴーシェ病の治療

ゴーシェ病の公費負担制度について

ゴーシェ病はライソゾーム病として小児慢性特定疾病、指定難病に認定されている。治療の開始にあたっては、患者・家族の経済的負担を軽減するため、これらの医療費の公費補助を受けることができる。
新規申請時の年齢が18歳未満の場合、小児慢性特定疾病治療研究事業の医療費助成の申請が可能である（18歳到達時点において本事業の対象になっており、かつ、18歳到達後も引き続き治療が必要と認められる場合には、20歳未満まで継続可能である）。新規申請時の年齢が18歳以上の場合、難病法に基づく医療費助成制度による特定医療費（指定難病）支給認定の申請を行い認定を受けることができる。

酵素補充療法（ERT：enzyme replacement therapy）

イミグルセラーゼ（遺伝子組換え）製剤
イミグルセラーゼ（遺伝子組換え）として、1回体重1kgあたり60単位を隔週、1～2時間かけて点滴静注する。

or

ベラグルセラーゼ アルファ（遺伝子組換え）製剤
ベラグルセラーゼ アルファ（遺伝子組換え）として、1回体重1kgあたり60単位を隔週点滴静脈内投与する。

酵素補充療法の早期かつ長期投与によって、肝脾腫の改善、貧血症状やヘモグロビン値の改善、血小板数の上昇、骨痛の改善、病的骨折の改善、骨クリーゼの軽減などが認められる。

（用法・用量についての詳細は、各社添付文書を参照）

基質合成抑制療法（SRT：substrate reduction therapy）

エリグルスタット酒石酸塩カプセル
- 薬物代謝酵素CYP2D6の遺伝子多型検査が必要である（対象は16歳以上）。
- CYP2D6の遺伝型によって用法・用量は異なる（19ページ、図10参照）。
- 禁忌・併用禁忌に留意する。

未治療ゴーシェ病Ⅰ型患者に対する脾容積、肝容積、血小板、ヘモグロビン値の改善が認められている。ERTからの切り換え症例において、イミグルセラーゼに対する非劣性が示されている。

（用法・用量についての詳細は19ページ、図10を参照）
（禁忌・併用禁忌については添付文書を参照）

疾患マネジメント

貧血、血小板減少症に対する治療	重度の貧血や血小板減少症の場合、輸血を実施する。	神経症状に対する治療	抗てんかん薬など
骨関節病変に対する治療	ビスフォスフォネート製剤やサプリメント製剤の投与、鎮痛剤の投与、人工関節手術など	脾腫に対する治療	脾臓摘出術（全摘あるいは一部）が実施される場合がある。酵素補充療法以前に重度の脾腫や脾梗塞を呈する患者に対して実施されることが多かった。

その他の治療

造血幹細胞移植	日本では4例のゴーシェ病患者（Ⅰ型2例、Ⅱ型1例、Ⅲ型1例）に対し造血幹細胞移植が行われ、3例で酵素活性の正常化などが認められている。
シャペロン療法	ゴーシェ病の中枢神経症状に対して、ケミカルシャペロン療法の臨床研究が行われている。

日本人ゴーシェ病に対する酵素補充療法の治療成績

■日本人ゴーシェ病（Ⅰ型、Ⅱ型、Ⅲ型）患者に対するイミグルセラーゼの8年間の有効性と安全性の検討[16]

　ゴーシェ病は酵素補充療法が最初に承認されたライソゾーム病であり、日本では遺伝子組換え製剤であるイミグルセラーゼが1998年に承認されて今日に至っている。

　日本において、1998年3月～2006年3月までの8年間にイミグルセラーゼの市販後調査に登録された155例（87施設）のうち、110例を調査対象とし、有効性と安全性について検討した。このうち51例を有効性の評価対象とした〔男性31例（60.8％）、女性20例（39.2％）、病型Ⅰ型18例（35.3％）、Ⅱ型16例（31.4％）、Ⅲ型17例（33.3％）〕。安全性については110例を対象とした。

■市販後調査の患者数、投与期間、治療開始年齢

- 患者数110例、治療期間は197週（中央値）、240週を超える長期投与患者が65例含まれていた。
- 治療開始年齢は0.3～66歳、症例には妊婦、腎機能障害患者、肝機能障害患者なども含まれていた。

■ヘモグロビン値、血小板数、肝・脾臓容積の改善効果

- 脾臓非摘出患者39例におけるヘモグロビン値は、ベースラインの平均値10.1 ± 2.4 g/dLから、投与24週には平均12.2 ± 1.5 g/dLと正常値に達し、以後投与408週まで正常値を維持した（図8）。
- 脾臓非摘出患者39例における血小板数は、ベースラインの平均値$10.3 \pm 7.0 \times 10^4$/mm^{3}から、投与16週には$16.1 \pm 8.3 \times 10^4$/mm^{3}と正常値まで改善し、投与408週では$22.8 \pm 16.6 \times 10^4$/mm^{3}であった（図8）。
- 肝臓容積の平均減少率は、投与96週で31％であった。また、脾臓容積の平均減少率は、投与96週で59％であった（図8）。

■アンジオテンシン変換酵素（ACE）値、酸性ホスファターゼ（ACP）値の改善効果

- ACEについては、成人（18歳以上）ではベースラインで平均47.1 ± 29.9 U/L（n=14）であったが、投与24週後には正常化し、408週後では平均14.8 ± 4.5 U/L（n=3）であった。一方、18歳未満ではベースラインで平均91.6 ± 34.3 U/L（n=32）であったが、投与24週後には正常化し、384週後では平均36.5 ± 21.9 U/L（n=3）であった（図9）。
- ACPについては、成人はベースラインで平均40.3 ± 18.1 U/L（n=12）であったが、投与96週後には平均13.7 ± 6.0 U/Lとなり、その後はほぼ正常範囲内で推移し、288週後では平均11.3 ± 1.0 U/L（n=2）であった。一方、18歳未満ではベースラインで平均138.0 ± 63.0 U/L（n=31）であったが、投与72週後には正常化し、384週後では平均31.5 ± 28.8 U/L（n=2）であった（図9）。

■安全性

- 副作用は110例中30例（27.3％）に認められた。主な副作用は蕁麻疹、発熱、嘔吐などであり、いずれも一時的な投与中止や薬剤投与による対応で軽快した。
- 重篤な副作用として甲状腺機能低下症が1例（ゴーシェ病Ⅱ型、1歳女児）みられたが、イミグルセラーゼとの因果関係は不明であった。
- 過敏症を呈した患者は110例中22例（20.0％）であったが、アナキラフィシー様反応の発症はなかった。
- IgG抗体産生は97例中12例（12.4％）に認められた。このうち9例が治療開始後、1年以内に抗体陽性となった。
- 過敏症発現とIgG抗体産生との関係をみると、IgG抗体陽性患者の過敏症発現率は16.7％、IgG抗体陰性患者のそれは17.6％であり、過敏症発現率に関してIgG抗体の有無は有意な影響を及ぼしていなかった。

図8　ヘモグロビン値、血小板数、肝・脾臓容積の改善効果

脾臓摘出歴のない患者のヘモグロビン値の推移 (n=39)

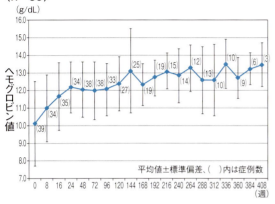

脾臓摘出歴のない患者の血小板数の推移 (n=39)

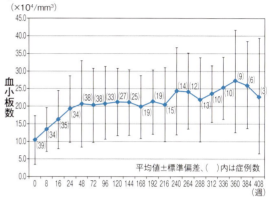

肝・脾臓容積の平均減少率

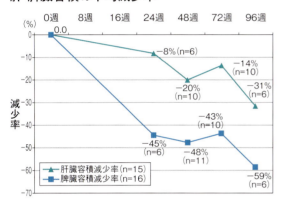

図9　アンジオテンシン変換酵素（ACE）値、酸性ホスファターゼ（ACP）値の改善効果

ACE活性値の推移

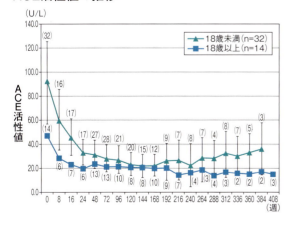

ACP値の推移

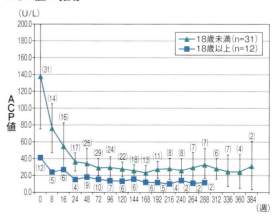

平均値±標準偏差、（　）内は症例数

ゴーシェ病Ⅰ型に対する酵素補充療法の治療効果（海外データ）
（ICGGによるGaucher Registryを中心とした報告より）

■ゴーシェ病に対するイミグルセラーゼによる酵素補充療法について（表7）

　ゴーシェ病Ⅰ型におけるイミグルセラーゼによる酵素補充療法（ERT）は、肝脾腫、貧血、血小板数、ACP値、ACE値などについては、投与6ヵ月から1〜3年程度で正常化する。一方、骨病変に対する効果は、長期間の治療が必要とされている。世界中で長期にわたる臨床報告が多数報告されているため、参考となる臨床成績を表7に示す。

●長期臨床成績
　ゴーシェ・レジストリーで登録された757例（脾臓非摘出患者557例および脾臓摘出患者200例）に10年間投与した結果、脾臓非摘出群および摘出群とも、投与10年後には、ヘモグロビン値、血小板数、肝臓容積、脾臓容積を有意に改善した（p<0.0001）[17]。

●4年後の治療目標達成
　2007年1月までにICGGゴーシェ・レジストリーに登録された患者のうち、脾臓非摘出患者195例（男性97例、女性：98例）に対して、6項目にわたる治療目標*を設定しベンチマーク解析を行った。その結果、ヘモグロビン値、血小板数、肝臓容積、脾臓容積、骨痛、骨クリーゼのすべてで治療目標を達成した患者の割合は、投与4年後には41.5%であった。6つの治療目標のうち4つ以上達成した患者の割合は92.8%であった[18]。

＊治療目標
ヘモグロビン：小児≦12歳：≧11.0g/dL、女性>12歳：≧11.0g/dL、男性>12歳：≧12.0g/dL
血小板：投与開始時>120,000/μL：>120,000/μL、投与開始時60,000-120,000/μL：>120,000/μL、投与開始時<60,000/μL：投与開始時の血小板数の2倍以上
肝臓容積：正常の1.5倍以内に縮小、脾臓容積：正常の8.0倍以内に縮小、骨痛：痛みがないまたは軽微、骨クリーゼ：異常なし

●小児Ⅰ型患者への効果
　2006年1月までにICGGゴーシェ・レジストリーに登録された18歳以下の小児ゴーシェ病Ⅰ型で脾臓非摘出患者884例（男児463例、女児421例）に対し8年間のERTを実施した。その結果、身長の平均Zスコアは、投与8年後では-0.3と健常児の平均身長とほぼ同じまで改善、平均ヘモグロビン値は治療開始1年後で正常化し、治療開始8年後まで正常値を維持、血小板数は投与8年後には$171 \times 10^3/mm^3$と正常化、肝臓および脾臓容積は治療開始1年で約半数が正常化し、治療8年後まで正常値を維持、骨塩密度（BMD：bone mineral density）は、治療開始6.6年後に正常化しその後も正常値を維持した[19]。

●骨病変への効果
　ゴーシェ病Ⅰ型患者33例（年齢中央値43歳、1ヵ所以上の骨減少症などの骨病変、骨クリーゼの履歴、その他の骨病理的所見を持つ患者）に48ヵ月縦断的コホート研究を実施した。その結果、骨痛を訴えた割合は、投与前の24/33例（73%）から投与6ヵ月の15/31例（48%）と低下し、48ヵ月後も40%と推移した。治療前に骨クリーゼが認められたのは13例（39%）で、そのうち11例で再発は認めなかった。腰椎、大腿骨頸部のBMDは治療期間中、良好に推移。骨形成を示すバイオマーカー（オステオカルシン（BGP）、骨型アルカリフォスファターゼ（BAP））などの数値は投与期間中有意に増加した[20]。

●早期治療の有効性
　2007年7月時点でICGGゴーシェ・レジストリーに登録された4,783例のうち、ERT開始前に虚血壊死（AVN）がみられなかったゴーシェ病Ⅰ型患者2,700例に対し、虚血壊死の発現率を診断治療の間隔が2年未満と2年以上で比較した結果は、診断から治療までの期間が2年未満では8.1人/1,000人・年、2年以上では18.6人/1,000人・年で、診断から治療までの期間が2年未満と短い群が、虚血壊死の発症リスクは41%低下することが判明した[21]。

表7 酵素補充療法の治療効果（まとめ）

ゴーシェ病Ⅰ型患者に対するイミグルセラーゼによる10年間の治療フォローによる長期臨床成績

ゴーシェ・レジストリーで登録された757例（脾臓非摘出患者557例および脾臓摘出患者200例）	● 脾臓非摘出群および摘出群とも、投与10年後には、ヘモグロビン値、血小板数、肝臓容積、脾臓容積を有意に改善（p<0.0001）。

ゴーシェ病Ⅰ型患者のイミグルセラーゼ治療における4年後の治療目標達成のベンチマーク分析

2007年1月までにICGGゴーシェ・レジストリーに登録された患者のうち、脾臓非摘出患者195例（男性97例、女性98例）	● ヘモグロビン値、血小板数、肝臓容積、脾臓容積、骨痛、骨クリーゼのすべてで治療目標を達成した患者の割合は、投与4年後には41.5%であった。6つの治療目標のうち4つ以上達成した患者の割合は92.8%であった。

小児Ⅰ型患者884例に対する8年間の酵素補充療法

2006年1月までにICGGゴーシェ・レジストリーに登録された18歳以下の小児ゴーシェ病Ⅰ型で脾臓非摘出患者884例（男児463例、女児421例）	● 身長の平均Zスコアは、ベースラインでは-1.4であったが、投与8年後では-0.3と健常児の平均身長とほぼ同じまで改善。 ● 平均ヘモグロビン値は治療開始1年後で正常化し、治療開始8年後まで正常値を維持。 ● 血小板数はベースラインでは$98 \times 10^3/mm^3$であったが、投与8年後には$171 \times 10^3/mm^3$と正常化。 ● 肝臓および脾臓容積は治療開始1年で約半数が正常化し、治療8年後まで正常値を維持。 ● 骨塩密度（BMD：bone mineral density）は、治療開始6.6年後に正常化し、治療12年後では平均0.29と正常値を維持。

骨病変を伴うゴーシェ病Ⅰ型患者におけるイミグルセラーゼ治療による骨疾患の改善効果（48ヵ月縦断的コホート研究の成績）

ゴーシェ病Ⅰ型患者33例（年齢中央値43歳、1ヵ所以上の骨減少症などの骨病変、骨クリーゼの履歴、その他の骨病理的所見を持つ患者）	● 骨痛を訴えた割合は、投与前の24/33例（73%）から投与6ヵ月の15/31例（48%）と低下し、48ヵ月後も40%と推移した。 ● 治療前に骨クリーゼが認められたのは13例（39%）で、そのうち11例で再発は認めなかった。 ● 腰椎、大腿骨頸部の骨塩密度（BMD）は治療期間中、良好に推移。 ● 骨形成を示すバイオマーカー（オステオカルシン（BGP）、骨型アルカリフォスファターゼ（BAP））などの数値は投与期間中有意に増加。

ゴーシェ病Ⅰ型診断後の酵素補充療法開始のタイミング：虚血壊死の発症に対する効果

2007年7月時点でICGGゴーシェ・レジストリーに登録された4,783例のうち、ERT開始前に虚血壊死がみられなかったゴーシェ病Ⅰ型患者2,700例	● ERT実施期間中の新たな虚血壊死（AVN）の発症率は、13.8人/1,000人・年であった。 ● 虚血壊死の発現率は、診断から治療までの期間が2年未満では8.1人/1,000人・年、2年以上では18.6人/1,000人・年で、診断から治療までの期間が2年未満と短い群が、虚血壊死の発症リスクは41%低下することが判明。

ゴーシェ病に対するエリグルスタットによる基質合成抑制療法について

■基質合成抑制療法

エリグルスタットは2015年に日本で承認・発売された基質合成抑制薬であり、酵素補充療法（ERT）が隔週での点滴静注投与であるのに対して、本剤は経口剤であるという特徴を有する。しかし、本剤は主にCYP2D6により代謝されるため、投与に先立ってCYP2D6遺伝子型を確認する必要がある[※]。また、併用する薬剤がCYP2D6またはCYP3A阻害作用を有する場合には、用法・用量の調整を行う、あるいは、使用の中止を検討しなければならない（図10）。

※ CYP2D6遺伝子多型検査は保険未収載であるが、東京慈恵会医科大学附属病院にて先進医療A（実施責任医師：井田 博幸 先生）として実施されている（2016年11月現在）。
参考：東京慈恵会医科大学附属病院
　　　ホームページ http://www.jikei.ac.jp/hospital/honin/index.html
　　　先進医療について http://www.jikei.ac.jp/hospital/honin/kodo.html
　　　FAX予約方法　http://www.jikei.ac.jp/hospital/honin/letter.html
　　　問い合わせ先：医療連携室（ダイヤルイン：03-5400-1202　FAX：03-5401-1879）

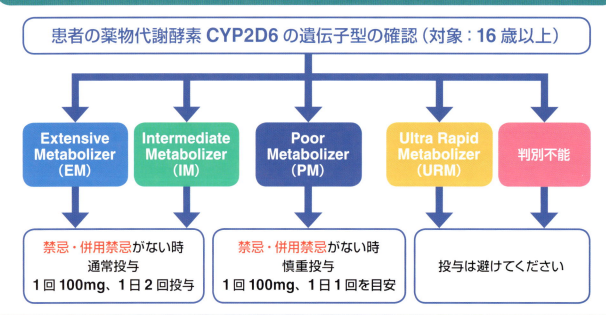

図10　基質合成抑制療法と薬物代謝酵素CYP2D6遺伝子型の確認

■基質合成抑制療法の適応（図11）

16歳以上のゴーシェ病患者が基質合成抑制療法（SRT）を希望する場合、アルゴリズムに沿って適応の有無を判断する。ただし、QT延長のある患者（先天性QT延長症候群等）、クラスⅠa（キニジン、プロカインアミド等）およびクラスⅢ（アミオダロン、ソタロール等）の抗不整脈薬またはベプリジル塩酸塩を使用中の患者、妊婦または妊娠している可能性のある婦人は禁忌であるので、ERTを選択する。また、本剤の効能・効果はゴーシェ病の諸症状（貧血、血小板減少症、肝脾腫および骨症状）の改善であり、その薬物動態プロファイルから神経症状に対する効果は期待できないことを承知しておく必要がある。

図11　SRT適応の可否を調べるためのアルゴリズム

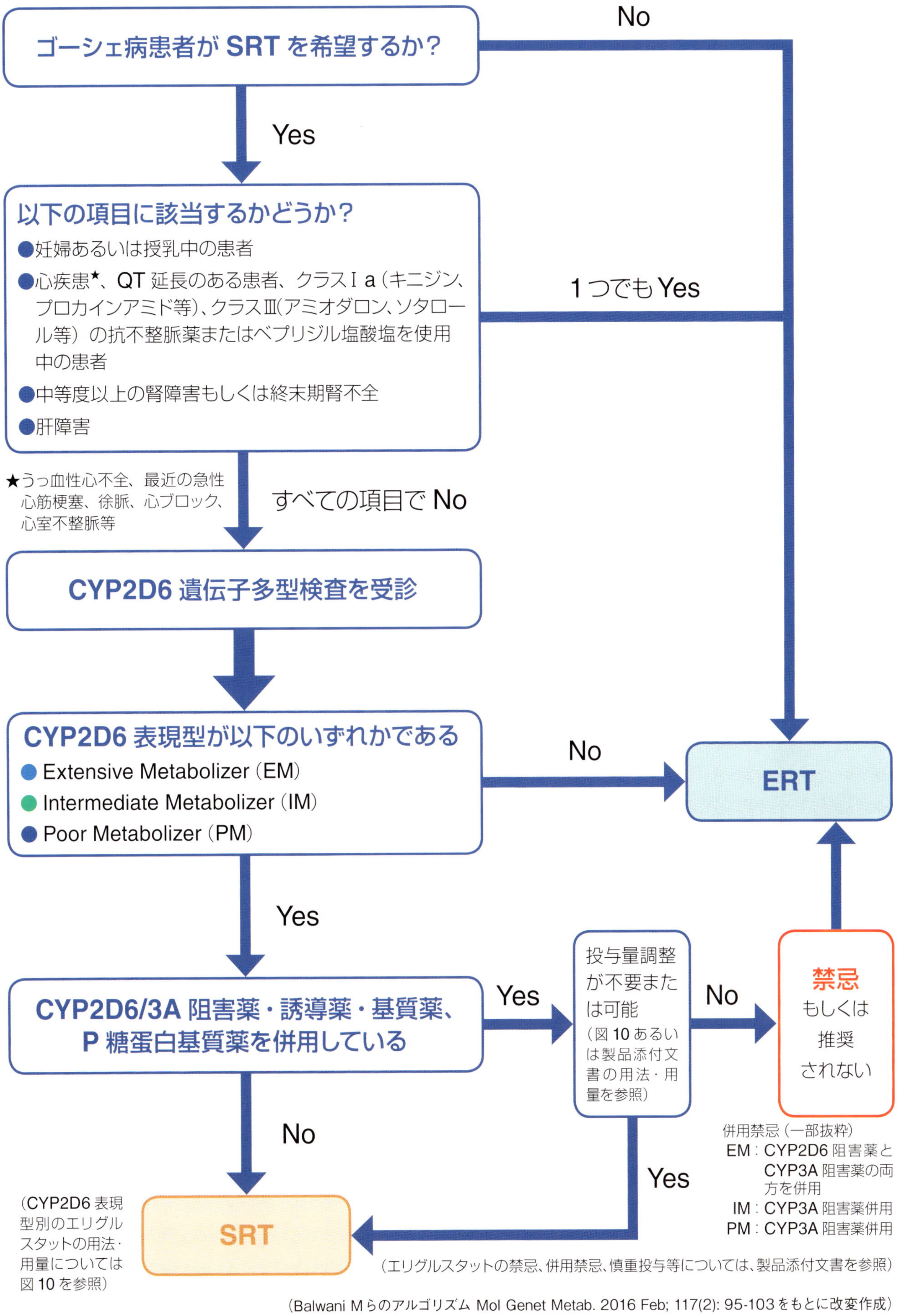

```
ゴーシェ病患者がSRTを希望するか？ ──No──┐
            │                              │
           Yes                             │
            ↓                              │
以下の項目に該当するかどうか？             │
● 妊婦あるいは授乳中の患者                 │
● 心疾患★、QT延長のある患者、クラスⅠa    │
  （キニジン、プロカインアミド等）、      ──1つでもYes──┐
  クラスⅢ（アミオダロン、ソタロール等）の              │
  抗不整脈薬またはベプリジル塩酸塩を使用中の患者       │
● 中等度以上の腎障害もしくは終末期腎不全               │
● 肝障害                                                │
                                                        │
★ うっ血性心不全、最近の急性心筋梗塞、徐脈、           │
  心ブロック、心室不整脈等                              │
            │                                           │
       すべての項目でNo                                  │
            ↓                                           │
CYP2D6遺伝子多型検査を受診                              │
            ↓                                           │
CYP2D6表現型が以下のいずれかである                      │
● Extensive Metabolizer (EM)                            │
● Intermediate Metabolizer (IM)   ──No──────────→ ERT
● Poor Metabolizer (PM)
            │
           Yes
            ↓
CYP2D6/3A 阻害薬・誘導薬・基質薬、       投与量調整が
P糖蛋白基質薬を併用している ──Yes──→   不要または可能 ──No──→ 禁忌
                                         （図10あるいは             もしくは
           No                             製品添付文書の             推奨されない
            ↓                             用法・用量を参照）
          SRT  ←──────────────Yes──────┘
```

併用禁忌（一部抜粋）
EM：CYP2D6阻害薬とCYP3A阻害薬の両方を併用
IM：CYP3A阻害薬併用
PM：CYP3A阻害薬併用

（CYP2D6表現型別のエリグルスタットの用法・用量については図10を参照）

（エリグルスタットの禁忌、併用禁忌、慎重投与等については、製品添付文書を参照）

（Balwani Mらのアルゴリズム Mol Genet Metab. 2016 Feb; 117(2): 95-103をもとに改変作成）

ゴーシェ病I型に対するエリグルスタットによる基質合成抑制療法の治療成績

■未治療ゴーシェ病I型患者を対象とした試験（長期投与に関する非盲検多施設共同試験）[22]

　ゴーシェ病I型患者26例を対象に48ヵ月までのヘモグロビン値の変化量（g/dL）、ならびに、血小板数、脾容積、肝容積の変化率（%）を調べたところ、4項目すべてにおいて有意な改善が認められ（p=0.0003または<0.0001）、投与期間を通じてこれらの項目の改善を継続または維持した（図12）。

　また、骨密度に対する効果を調べたところ、腰椎骨密度TスコアおよびZスコアで、4年間のエリグルスタット投与後に有意な変化が認められ（n=15）、その変化は投与1年後からみられた。ベースライン時に骨減少症の範囲内にあった平均腰椎Tスコア-1.6は投与4年後に-0.9と正常範囲に到達し、平均変化量は0.8（p=0.014）であった（図13）。

■ERTから切り替えたゴーシェ病I型患者を対象とした試験（ENCORE試験：無作為化非盲検、イミグルセラーゼ対照多施設共同試験）[23]

　ERTにより治療中で治療ゴールを達成しているゴーシェ病I型患者159例を対象に、エリグルスタットに変薬した群のイミグルセラーゼによるERTを継続した群との非劣性を検討したところ、ヘモグロビン値、血小板数、脾容積及び肝容積からなる安定性の複合評価項目は、52週の投与後にエリグルスタット群の85%およびイミグルセラーゼ群の94%で維持されており、その群間差の95%CIの下限値（-17.6%）は事前に規定した非劣性マージン-25%の範囲内であった。両群の92%を超える患者は複合評価項目を構成する各評価項目において安定であった。

　52週後で複合評価項目を構成する各評価項目について安定性基準を満たした患者の割合は、脾容積（エリグルスタット群96%、イミグルセラーゼ群100%）、ヘモグロビン値（エリグルスタット群95%、イミグルセラーゼ群100%）、血小板数（エリグルスタット群93%、イミグルセラーゼ群100%）、肝容積（エリグルスタット群96%、イミグルセラーゼ群94%）であった。

■副作用（臨床検査値異常を含む）

　国内外で実施されたゴーシェ病I型患者を対象とした第II相及び第III相臨床試験において、日本人10例を含む393例に本剤が投与された。393例中、副作用が報告された症例は、159例（40.5%）であった。主な副作用は、頭痛21例（5.3%）、浮動性めまい18例（4.6%）、下痢17例（4.3%）、消化不良16例（4.1%）であった。日本人10例中、副作用が報告された症例は2例、5件であった。報告された副作用は悪心、嘔吐、失神、嗅神経障害、皮膚炎が各1件であった。（申請時）

図12　脾容積、肝容積、血小板数、ヘモグロビン値のベースラインからの推移

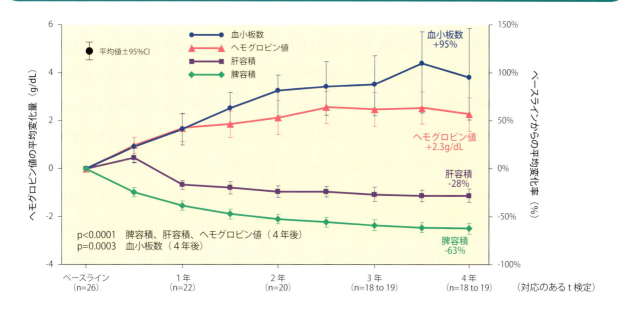

図13　大腿骨、腰椎の骨密度の推移

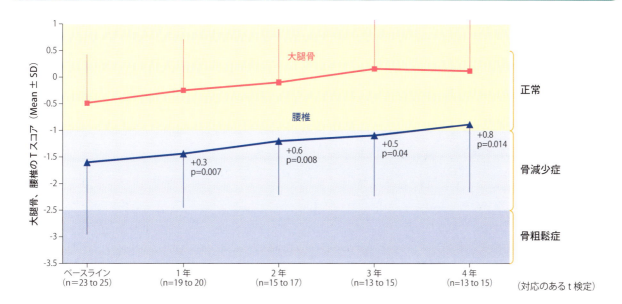

ゴーシェ病の治療目標

SRTの治療は確立されていないため、ERTの治療目標をここには記載した。なお、SRTの治療目標もこれに準じて検討されていることが多い。

■ゴーシェ病の治療目標、評価[24]

　ゴーシェ病に対する酵素補充療法（ERT）の治療に対する治療目標、評価について、2003年10月23日に、アムステルダムでゴーシェ病治療に関するGlobal Experts Meetingが開催され、各領域の国際的専門医が、ゴーシェ・レジストリーに基づくデータ・論文などを参考に、個々のゴーシェ病患者に合わせた酵素補充療法の成績向上を図るために、貧血、血小板減少症、肝腫、脾腫、骨病変、小児患者における発育、肺障害及びQOLの8つの治療目標の提示を行った。

■貧血の治療目標

12～24ヵ月以内のヘモグロビン値上昇
- ≧11.0g/dL、女性と小児
- ≧12.0g/dL、男性

輸血依存の解消
疲労、呼吸困難、狭心症の軽減
治療12～24ヵ月後までに改善されたヘモグロビン値の維持

- イミグルセラーゼによるERTは、脾臓の状態にかかわらず、貧血を急速にかつ持続的に改善することが認められている。
- 重症患者（Hb<8.0g/dL）においても、投与6ヵ月間でHb値の有意な上昇および輸血依存の解消が認められた。しかし、重症例では軽度な貧血が持続することがある。ERTに十分反応しない患者では鉄欠乏症、ビタミンB_{12}欠乏症、慢性疾患に伴う貧血、高齢者の骨異形成や免疫増殖疾患などの共存病因を除外するための血液学的な評価が必要である。

■血小板減少症の治療目標

全患者：治療1年での血小板数の増加（外科、産科における出血、突発的な出血を十分に予防するため）
脾臓摘出術を受けた患者：治療1年で血小板数を正常化
脾臓を摘出していない患者：
- ベースラインが中等度の血小板減少症：血小板数を1年目で1.5～2.0倍に増加させ、2年目で正常下限値に近づける
- ベースラインが重度の血小板減少症：血小板数を1年目で1.5倍に増加させ、2～5年目に若干の増加を維持させる（2年目で倍増）。正常化は期待できない。
- 脾臓摘出術の回避（生死にかかわる出血時には必要な場合がある）
- 効果が最大となった後は出血のリスクを解消するための安定した血小板数維持

- イミグルセラーゼによる血小板数改善効果と時間的経過は、血小板減少症の重症度と治療前の脾臓容積によって左右される。より軽症例の方が改善効果が高くなり、脾臓非摘出者は脾臓摘出患者より血小板数が少なく、血小板減少が重度な例（<60,000/μL）などでは、血小板減少症が残る可能性もあるので注意が必要である。
- ERTのもう一つの重要な目標は、血小板減少症を治療する目的の脾臓摘出術を回避することである。

■肝腫の治療目標

肝臓容積を正常の1.0～1.5倍までに減少および維持
肝臓容積を1～2年で20～30％、3～5年で30～40％減少

- イミグルセラーゼは中等度・重症のゴーシェ病の肝腫においても、有意な改善効果を示した。
- 肝腫大が線維化などで重度の場合は、ウイルス性肝炎、慢性肝炎などのスクリーニングを行う必要がある。

■脾腫の治療目標

脾臓容積を正常の≦2～8倍に減少および維持
脾臓容積を1年で30～50%および2～5年で50～60%減少
脾腫の症状（腹部膨満、食後早期の腹満、新たな脾臓梗塞）を緩和
脾機能亢進症の解消

- イミグルセラーゼによるERTによって、脾腫は12ヵ月以内で30～50%の減少が見られ、2～5年で50～60%減少した。治療効果は、治療前の脾臓容積に左右される。

■骨病変の治療目標

1～2年以内に骨痛を減少または解消
骨クリーゼの予防
骨壊死および軟骨下関節崩壊の予防
BMD（bone mineral density）の改善
- 小児患者：標準または理想的な最大骨量を得る。2年目までに皮質および骨梁BMDの増加
- 成人患者：3～5年目までに骨梁BMD増加

- イミグルセラーゼ開始1～2年以内には症候性患者の骨痛を50%消失させ、骨クリーゼの再発を抑制した。
- 小児においては、理想的な最大骨量を得て骨病変を防ぐことであり、成人においては、骨量の維持や改善、機能の保持・保護・改善である。不可逆的変化が起きる前にできるだけ早期にERTを開始すべきである。

■小児患者における発達の治療目標

治療3年以内に母集団標準に準じた身長が得られるように発育を正常化
思春期の正常な開始

- イミグルセラーゼによるERTによって、標準身長を得ることができる。

■肺障害の治療目標

肝肺症候群と酸素依存の脱却
肺高血圧症の解消（ERTプラス補助療法）
機能状態とQOLの改善
肺疾患の急激な悪化と突然死の予防
ERTの適時開始による肺疾患の予防および脾臓摘出の回避

- 肺高血圧症はゴーシェ病の早期死亡の重要な原因である。血管拡張剤の効果はERTにより増強される。また、ERTにより重度の肺高血圧症患者における右心室収縮期圧が有意に改善されたという報告もある。さらに肝肺症候群がERTにより改善することも報告されている。改善がみられない場合は、肝硬変や肺内シャントを除外する必要がある。

■QOLの治療目標

通常の日常活動を行ない、機能的役割を果たすための身体的機能の改善または回復
2～3年以内の検証済QOLスコアのベースラインからの改善（疾患の重症度によって左右される）

- イミグルセラーゼによるERTによって、身体的健康に関連した分野のスコア（身体機能、身体的役割、肉体的苦痛、全身的健康および活力）が改善され、QOLの改善につながる。

酵素補充療法の副反応について

■イミグルセラーゼによる酵素補充療法に伴う副反応について

　遺伝子組換え製剤であるイミグルセラーゼは蛋白質製剤であるため、投与に伴い重度の過敏症またはアナフィラキシーショックが起こる可能性がある。投与関連反応（IAR：infusion associated reaction）が認められる場合がある。IARとはイミグルセラーゼ遺伝子組換え製剤投与中から投与2時間後までに発症した有害事象のうち、製剤投与と関連性が否定できない有害事象のことである。

　ゴーシェ病の日本における臨床試験および市販後の安全性定期報告（第5回）により報告された症例54例中、14例（25.9％）に副作用が認められた。その主なものは、嘔気・嘔吐、蕁麻疹、発疹、白血球増加各2例（3.7％）であった。

　海外における本剤の承認（1994年5月）から1999年5月までの症例2,365例中、約9.8％に副作用が認められている。その内訳は過敏症を示唆する副作用は約4.4％、その他の副作用は約5.4％で認められた。

　IARを発症した患者においては、イミグルセラーゼ遺伝子組換え製剤に対するIgG抗体が陽性となる場合が多く、また、抗体価が高いほどIARが発現しやすい。

■投与関連反応に対する対応（表8）

> 　なお、ゴーシェ病ではIgE抗体が発現した報告はなく、IARも極めて少ないことが知られている。
> そのため、IARに対する対応法の明確な基準がないので、ここではポンペ病のIARに対する対応法を基にした対応を記載することとする。

　最も重要なことは、本剤投与中および投与終了後2時間以内にアレルギー反応を発症する可能性を念頭において患者を十分に観察することである。蕁麻疹、発疹、潮紅、発熱、頻脈、咳嗽、酸素飽和度低下、頻呼吸等のIARが発現した場合は、投与速度を下げる、または一時的に投与を中止する。もしくは適切な薬剤治療（副腎皮質ホルモン剤、抗ヒスタミン薬、解熱鎮痛薬など）や緊急処置を行うことが原則である。また、このような症状の発現に備え、緊急処置を取れる準備をしておくことが重要である。なお、IARを発症した患者においては、IgG抗体、IgE抗体の有無や補体活性化の検査を行って今後の対応を考慮する。

■イミグルセラーゼ投与期間における抗体発現（図14）

　1994年から2005年までのイミグルセラーゼ遺伝子組換え製剤による世界規模の長期的な安全性の使用経験の分析では、有害事象および抗体発現ともに低値を示した。1994年から2005年の期間中、イミグルセラーゼを初めて投与された患者1,134例に対するIgG抗体発現率は約15％で、ほとんどが投与6ヵ月以内に抗体が発現し、12ヵ月以降に発現することはまれであった。ほとんどの患者で、投与速度を遅くするか、抗ヒスタミン薬や解熱鎮痛薬の投与により改善し、治療を中止する症例はなかった。また、抗体発現が効果のパラメーターに影響を与えることは示されなかった[25]。

表8　投与関連反応（IAR）への対応法

軽症または中等度の場合

IAR発現時の症状の治療
- 発熱に対しては、解熱鎮痛薬を投与する。
- 年齢に応じた用量の抗ヒスタミン薬（H1遮断薬）を投与する。
- 副腎皮質ホルモン剤の静脈内投与を考慮する。

再投与の方法
- 症状が改善または消失するまで、点滴速度を下げる、または投与を一時中止する。
- 症状が消失したら、IARが発現した速度の半分で投与を再開し、30分間投与した後、15〜30分ごとに50%ずつ速度を上げる。
- 症状が再発しない場合は、IARが発現した速度まで点滴速度を上げ、最大点滴速度に達するまで速度を上げる。
  * IARが持続する場合は、最低30分以上は経過を観察し、症状が消失しない場合は残りの投与を中止する。

重度の場合（アナフィラキシーショックを含む）

前処置
- 本剤投与開始の30〜60分前に抗ヒスタミン薬、解熱鎮痛薬、副腎皮質ホルモン剤などの投与を実施する。
- 副腎皮質ホルモン剤の使用に関する副作用の可能性については慎重に考慮する必要がある。

IAR発現時の症状の治療
- 軽度または中等度のIAR発現時の対応と同様に、本剤の投与を速やかに中止し、適切な処置を行うこと。
- 気管支痙攣、酸素飽和度低下、チアノーゼ、呼吸困難または喘鳴などの重大な症状に対しては、マスク、気管支挿管チューブまたは気管カニューレを用いて中〜高流量の酸素、あるいは定量吸入器またはネブライザーによるβ作動薬の投与を考慮する。
- バイタルサイン（血圧等）を正常に維持する必要がある場合は、輸液投与を考慮する。
- エピネフリン（1,000倍）（小児の場合、基本として0.005〜0.01mg/kg*）の上肢または大腿への皮下投与（または筋注投与）を考慮する。心血管系または脳血管系疾患がある患者にエピネフリンを投与する場合は、慎重に考慮する。
  *目安として体重10kgなら0.05〜0.1mL（mg）、20kgなら0.1〜0.2mL（mg）を皮下投与（または筋注投与）する。
- 必要に応じて、高度の心肺蘇生処置を開始する。
- 副腎皮質ホルモン剤の静脈内投与を考慮する。

図14　イミグルセラーゼ初回投与患者における抗体発現率

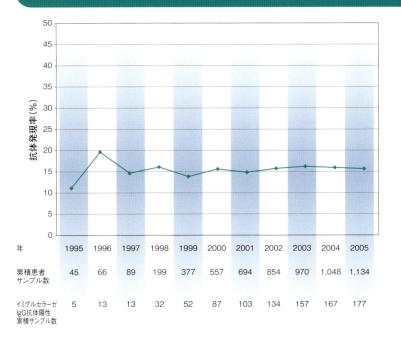

対象患者：1994年から2005年の期間中、イミグルセラーゼを初めて投与された患者1,134例

本データはイミグルセラーゼに対する世界的な安全性（薬剤監視）データベースにて収集された有害事象データをもとに作成された。

ゴーシェ病治療におけるモニタリング項目

SRTの治療は確立されていないため、ERTの治療中のモニタリング項目を参考に記載した。

■ゴーシェ病治療中のモニタリング項目（表9）

ゴーシェ病の治療を開始するにあたっては、表9に示すような初期評価項目、モニタリング項目、フォローアップ項目が重要となる[26]。ACE値、ACP値などが上昇する。こうしたバイオマーカーのチェックが治療効果のモニタリングに有効となる。

■ゴーシェ病Ⅰ型におけるモニタリング項目（表9）

ゴーシェ病Ⅰ型に対する酵素補充療法（ERT）や基質合成抑制療法（SRT）では、貧血、肝脾腫、血小板減少症などの回復を目的とする。治療開始時においては、これらに対するバイオマーカーや臨床検査値の指標を3ヵ月ごとにモニタリングする必要がある。

骨病変については、長期の治療が必要になるため、1年～3年ごとに検査する必要がある。その効果判定には単純X線では不十分で、大腿骨などのMRI測定が有用である。また骨塩密度（BMD）、二重エネルギーX線吸収測定法（DEXA）が有用な場合もある。

治療を変更する場合（投与量を変更する場合）や個々の患者の状況によって、モニタリング間隔は変更する場合がある。

日本人のゴーシェ病Ⅰ型はユダヤ人の患者に比較し、重症でかつ進行型であることが報告されている[11]。また、日本人ゴーシェ病のⅠ型患者の一部は、フォローアップ中にⅢ型へ移行する場合が報告されており、神経学的検査や眼球運動に対するチェックを継続的に行う必要がある[9]。

■ゴーシェ病Ⅱ型・Ⅲ型におけるモニタリング項目（表9）

ERTやSRTは神経学的症状に対する効果は期待できないとされているが、臨床症状の把握という観点からフォローアップが必要となる。

ゴーシェ病Ⅱ型・Ⅲ型（神経型）に対する治療においては、Ⅰ型の項目に加えて、神経学的検査、眼球運動検査などの測定が必要となる。Ⅱ型では急速な神経学的症状の増悪を示す場合があり注意を要する。Ⅲ型ではフォローアップは3ヵ月～12ヵ月ごとに行うことが望ましい。

■ゴーシェ病のバイオマーカーについて

ゴーシェ病の進展（肝脾腫の拡大や重症度）によって数値が変動したり、逆に治療効果に伴い数値が改善するようなケモカインや酵素などの生化学的検査値や血液検査値をバイオマーカーとして使用している[27]。日本では貧血や血小板減少などによる細網内皮系の炎症によって上昇するACE値、ACP値などが主な指標とされている（海外ではキトトリオシダーゼ（chitotoriosidase）も指標の1つとされているが、日本では保険収載されていない）。

■基質合成抑制療法の副反応に関するモニタリング項目（表10）

エリグルスタットによる治療を開始する前には、CYP2D6表現型を確認する必要がある。また、開始前ならびに使用中に、妊娠、妊娠の希望、授乳の有無、CYP2D6もしくはCYP3Aに対する阻害作用を有する薬物やP糖蛋白の基質となる薬物の併用の有無を確認し、アドヒアランスについても確認が必要である。本剤の血中濃度が大幅に上昇した場合、QT間隔、PR間隔、QRS間隔の延長のおそれがあるので、定期的に12誘導心電図（必要に応じてホルター心電図）を測定し、異常が認められた場合には必要に応じて本剤の投与を中止し、適切な処置を行う。

表9 ゴーシェ病治療中のモニタリング項目

このモニタリング項目は、The Belgian Working Group on Gaucher disease が 2004 年に ERT 治療に関して作成したガイドラインをもとに日本での検査方法に準じた項目を記載した。

ゴーシェ病Ⅰ型

初期評価項目

- 臨床症状、臨床検査値（血球数、ヘモグロビン値、血小板数、肝機能、腎機能、フェリチンなど）
- 超音波検査による肝臓および脾臓サイズの測定
- MRI/CT による肝臓および脾臓サイズの測定
- MRI 画像による腰椎、脊椎、大腿骨、上腕骨、その他の骨病変部位の測定
- 骨塩密度（BMD）、二重エネルギーX 線吸収測定法（DEXA）
- 肺高血圧症

モニタリング項目

臨床症状、超音波検査	3 ヵ月ごと
臨床検査値（血液検査、肝機能検査値など）	3 ヵ月ごと
バイオマーカー（ACE、ACP など）	3 ヵ月ごと
（フェリチンなど）	6 ヵ月ごと
小児の場合：身長体重など	3 ヵ月ごと
肝脾腫が存在する場合：MRI	毎年
骨塩密度（BMD）、骨病変に対する X 線検査、MRI	2 年ごと
骨病変の進展の確認	3 年ごと

＊投与量を変更する場合、個々の患者の状況によって、モニタリング間隔は変更する場合がある。

ゴーシェ病Ⅱ型・Ⅲ型（神経型）

初期評価項目

- 神経学的検査
- 眼球運動検査（眼球運動失行としては、核上性水平注視麻痺、水平方向の衝動性眼球運動の遅延、およびそれを補うための首振り運動が初期に認められる）
- MRI、EEG、ABR、発達知能検査
- 胸部 X 線
- 胸部 CT（胸部 X 線にて異常がある場合）
- 骨塩密度（BMD）

フォローアップ項目

神経学的検査、眼球運動検査	3 ヵ月ごと
胸部 X 線（異常がある場合は胸部 CT）	6 ヵ月ごと
骨塩密度（BMD）	12 ヵ月ごと
EEG（けいれんを認める場合）、ABR	12 ヵ月ごと

表10 基質合成抑制療法の副反応に関するモニタリング項目

- CYP2D6 表現型の確認（初回時のみ）
- 妊娠、妊娠の希望、授乳の有無の確認
- CYP2D6 もしくは CYP3A に対する阻害作用を有する薬物、ならびに、P 糖蛋白の基質となる薬物の併用の有無（グレープフルーツを含む）
- アドヒアランス
- 12 誘導心電図（必要に応じてホルター心電図）

遺伝カウンセリング

■遺伝カウンセリングとは（表11）

　遺伝カウンセリングは、日本医学会のガイドラインにて右表のように定義されている（**表11**）。すなわち、ゴーシェ病の遺伝カウンセリングでは、患者やその家族に対し、家族歴の聴取を十分に行った上で、ゴーシェ病の病態・遺伝形式（常染色体劣性遺伝）・遺伝的リスク評価（患者同胞では25%）等に関する情報提供を行う。さらに、ゴーシェ病特有の心理社会的影響に配慮したサポートや、出生前診断に関する情報提供を実施することもある。

　現在、国内では、臨床遺伝専門医と、認定遺伝カウンセラーの2職種が遺伝カウンセリングの主な担当者となっている。しかし、遺伝カウンセリングに関する基礎知識・技能については、すべての医師が習得しておくことが望ましいとされている（日本医学会 ガイドライン）。

■遺伝学的検査（表11）

　ゴーシェ病の遺伝学的検査には、グルコセレブロシダーゼ（GBA）活性検査、*GBA*遺伝子検査が存在する。GBA活性の低下を確認した時点で確定診断となるため、*GBA*遺伝子検査の実施は必須ではなく、補助的診断項目として利用されている（9ページ「ゴーシェ病の診断」参照）。

　遺伝情報の特性を考慮して、遺伝学的検査は慎重な判断のもと実施されるべきである。しかし、ゴーシェ病においては治療法があることから、日本先天代謝異常学会のガイドラインに基づいて遺伝学的検査が実施されている。本ガイドラインでは、患者に対し、「診断が確定しない場合のデメリット」、「積極的に早期診断を行うメリットがあることを伝える必要がある」、とされている（**表11**）。

■心理社会的影響（図15）

　米国のゴーシェ病患者を対象とした研究[28]では、疾患の診断時、また疾患特有の症状によって生じる心理社会的影響が報告されている。

- 診断時には、ショック、心配、悲嘆といった心理的苦痛が生まれる一方で、診断がついたことにより、これまで抱えてきた症状の原因が明らかになり安堵するというポジティブな感情が生まれることもあるということが明らかにされている（**図15**）。
- 身体的苦痛としては、骨症状による痛み、貧血による疲労がよく知られている。このような痛みや疲労が、患者の仕事やキャリア、レクリエーション活動等の日常生活に影響するということも報告されている。

　遺伝カウンセリングでは、疾患に関する情報を分かりやすく提供するだけでなく、このようなゴーシェ病患者が抱える心理社会的影響についてもサポートを行っていく。ゴーシェ病という診断に適応するための時間やプロセス（コーピング・スタイル）は患者によって異なるので、患者一人一人のコーピング・スタイルに合わせたサポートを行う。その中で、心理的苦痛の強い患者に対しては臨床心理士などの心理支援の専門家への紹介をし、就労に関する専門的な相談に対しては医療ソーシャルワーカーを紹介するなど、多職種との連携を図ることもある。

表11　遺伝カウンセリングの定義、ライソゾーム病の遺伝学的検査ガイドライン

「医療における遺伝学的検査・診断に関するガイドライン」（日本医学会、2011年）より

遺伝カウンセリングは、疾患の遺伝学的関与について、その医学的影響、心理社会的影響および家族への影響を人々が理解し、それに適応していくことを助けるプロセスである。このプロセスには、
1) 疾患の発生および再発の可能性を評価するための家族歴および病歴の解釈
2) 遺伝現象、検査、マネージメント、予防、資源および研究についての教育
3) インフォームド・チョイス（十分な情報を得た上での自律的選択）、およびリスクや状況への適応を促進するためのカウンセリング、などが含まれる。

「保険収載されたライソゾーム病6疾患の遺伝学的検査および遺伝カウンセリングの実施に関するガイドライン」（日本先天代謝異常学会、2009年より抜粋・一部改変）

- 検査は自発的な意思で行われなければならない。しかし、検査を行わず診断が確定しない場合、適切な治療を開始できず結果的に患者が不利益をこうむる場合があることも伝える必要がある。
- 治療法が確立している6疾患では、患者が小児であっても、積極的に早期診断を行うメリットがあることを伝えるべきである。

図15　診断時に生じる心理的反応 (Packman W et al. 2010より引用)

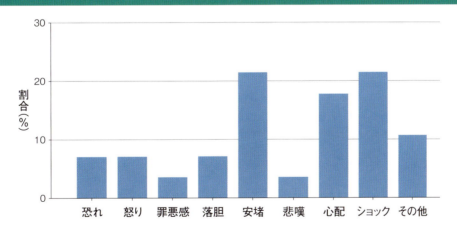

ゴーシェ病関連情報

■ゴーシェ病について相談可能な専門医・施設

医中誌・PUBMEDなどで2014年までの10年間でゴーシェ病についての臨床試験、症例報告、診断方法やレビューを執筆された医師・施設を検索。執筆者あるいは執筆責任者の医師で掲載許諾をいただいた方の一覧表である（現在、別の施設に在籍する医師も含む。2016年10月更新）。掲載基準は、ゴーシェ病について、患者様から問い合わせがあった場合に、診断・治療ができたり、診断（酵素活性など）ができない場合でも診断施設などを紹介あるいは手配でき、治療の流れについて患者様に解説し、治療を行えるあるいは治療経験がある専門施設・専門医とした。

氏 名	施設名　診療科・役職	住所　TEL　FAX　メールアドレス
呉　繁夫	東北大学病院 小児科 教授	〒980-8574　宮城県仙台市青葉区星陵町1-1 TEL：022-717-7287
坂本　修	東北大学病院 小児科 特命教授	
高柳 正樹	帝京平成大学地域医療学部看護学科 教授	〒290-0192　千葉県市原市ちはら台西6-19 TEL：0436-74-8881 m.takayanagi@thu.au.jp
村山　圭	千葉県こども病院 代謝科 部長	〒266-0007　千葉県千葉市緑区辺田町579-1 TEL：043-292-2111
井田 博幸	東京慈恵会医科大学 小児科学講座 主任教授	〒105-8461　東京都港区西新橋3-25-8 TEL：03-3433-1111　FAX：03-3436-6626 hiroy@jikei.ac.jp
奥山 虎之	国立成育医療研究センター 臨床検査部 部長 ライソゾーム病センター長	〒157-8535　東京都世田谷区大蔵2-10-1 TEL：03-3416-0181　FAX：03-3417-2238 okuyama-t@ncchd.go.jp
小須賀 基通	国立成育医療研究センター 臨床検査部 高度先進検査室 室長 生体防御系内科部 遺伝診療科 医長	〒157-8535　東京都世田谷区大蔵2-10-1 TEL：03-3416-0181　FAX：03-3417-2238 kosuga-mo@ncchd.go.jp
衞藤 義勝	財団法人脳神経疾患研究所 先端医療研究センター長 遺伝病治療研究所 所長	〒215-0026　神奈川県川崎市麻生区古沢都古255 TEL：044-322-0654（内線#3229） yosh@sepia.ocn.ne.jp
坪井 一哉	名古屋セントラル病院ライソゾーム病センター・血液内科 センター長	〒453-0801　愛知県名古屋市中村区太閤3-7-7 TEL：052-452-3165（代表）　FAX：052-452-3190 kazuya.tsuboi@jr-central.co.jp
熊田 知浩	滋賀県小児保健医療センター 小児科 医長	〒524-0022　滋賀県守山市守山5-7-30 TEL：077-582-6200
林　安里	滋賀県小児保健医療センター 小児科	
樋口 嘉久	大津赤十字病院 小児科 第二小児科 部長	〒520-8511　滋賀県大津市長等1-1-35 TEL：077-522-4131（代表）
長村 敏生	京都第二赤十字病院 小児科 部長	〒602-8026　京都府京都市上京区釜座通丸太町上ル春帯町355-5 TEL：075-231-5171　FAX：075-256-3451
新宅 治夫	大阪市立大学大学院医学研究科 発達小児医学 教授	〒545-8585　大阪府大阪市阿倍野区旭町1-4-3 TEL：06-6645-3816　FAX：06-6636-8737
酒井 規夫	大阪大学大学院医学系研究科 保健学専攻 教授 （兼）遺伝子診療部 副部長	〒565-0871　大阪府吹田市山田丘1-7 TEL：06-6879-3932　FAX：06-6879-3939 norio@ped.med.osaka-u.ac.jp
鈴木 保宏	大阪府立母子保健総合医療センター 小児神経科 主任部長	〒594-1101　大阪府和泉市室堂町840 TEL：0725-56-1220　FAX：0725-56-5682
大野 耕策	独立行政法人労働者健康福祉機構 山陰労災病院 小児科 病院長	〒683-8605　鳥取県米子市皆生新田1-8-1 TEL：0859-33-8181　FAX：0859-22-9651 ohno@saninh.rofuku.go.jp
成田　綾	鳥取大学医学部附属病院 脳神経小児科	〒683-8504　鳥取県米子市西町36-1 TEL：0859-38-6777　aya.luce@nifty.com
難波 栄二	鳥取大学医学部附属病院 遺伝子診療科 教授	〒683-8504　鳥取県米子市西町36-1 TEL：0859-38-6745　FAX：0859-38-6746 idencoun@med.tottori-u.ac.jp

氏 名	施設名 診療科・役職	住所　TEL　FAX　メールアドレス
平岩 里佳	東部島根医療福祉センター 小児科 医長	〒690-0864　島根県松江市東生馬町 15-1 TEL：0852-36-8011　FAX：0852-36-8992
今田 貴之	医療法人社団日本鋼管福山病院 内科 健康管理科長	〒721-0927　広島県福山市大門町津之下 1844 TEL：084-945-3106（代表）
東田 好広	徳島大学大学院ヘルスバイオサイエンス研究部 小児医学分野	〒770-8503　徳島県徳島市蔵本町 3-18-15 TEL：088-633-7135　FAX：088-631-8697
福田 光成	愛媛大学医学部附属病院 小児科 准教授	〒791-0204　愛媛県東温市志津川 TEL：089-964-5111（代表）
松田　修	愛媛県立今治病院 小児科 部長	〒794-0006　愛媛県今治市石井町 4-5-5 TEL：0898-32-7111　FAX：0898-22-1398
吉川 清志	高知医療センター 病院長	〒781-8555　高知県高知市池 2125-1 TEL：088-837-3000　FAX：088-837-6766
渡邊 順子	久留米大学附属病院 小児科 准教授	〒830-0011　福岡県久留米市旭町 67 番地 TEL：0942-31-7565　FAX：0942-38-1792
遠藤 文夫	くまもと江津湖療育医療センター 総院長	〒862-0947　熊本県熊本市東区画図町重富 575 TEL：096-370-0501　FAX：096-370-0503
三渕　浩	熊本大学医学部附属病院 新生児学寄付講座 特任教授	〒860-8556　熊本県熊本市中央区本荘 1-1-1 TEL：096-373-5191　FAX：096-373-5335 butibuti@kumamoto-u.ac.jp
中村 公俊	熊本大学医学部附属病院 小児科 准教授	〒860-8556　熊本県熊本市中央区本荘 1-1-1 TEL：096-373-5191
松本 志郎	熊本大学医学部附属病院 小児科 講師	〒860-8556　熊本県熊本市中央区本荘 1-1-1 TEL：096-373-5191 s.matsumoto@fc.kuh.kumamoto-u.ac.jp
丸山 慎介	鹿児島大学病院 小児科 助教	〒890-8520　鹿児島県鹿児島市桜ヶ丘 8-35-1 TEL：099-275-5111

■ゴーシェ病治療に関する行政機関／患者会

関連機関	連絡先
厚生労働省	http://www.mhlw.go.jp/
難病情報センター	http://www.nanbyou.or.jp/
ライソゾーム病（ファブリー病を含む）に関する調査研究班	http://www.japan-lsd-mhlw.jp/
日本ゴーシェ病の会	http://www.gaucherjapan.com/

■ゴーシェ病治療に関する治験情報

関連企業	連絡先
サノフィ（株）	http://www.sanofi.co.jp/
シャイアー・ジャパン（株）	http://www.shire.co.jp/

参考文献

1) Gaucher PCE: l'epithelioma primitif de la rate. hypertrophic idopathique de la rate sans leucomie [Thesis] Paris, 1882.
2) Brill NE, Mandelbaum FS, Libman E.: Primary splenomegaly-Gaucher type. Report on one of few cases occurring in a single generation of one family. Am J Med Sci, 1905; 129: 491.
3) Conradi NG, Sourander P, Nilsson O, Svennerholm L, Erikson A.: Neuropathology of the Norrbottnian type of Gaucher disease. Morphological and biochemical studies. Acta Neuropathol, 1984; 65(2): 99-109.
4) Poorthuis BJ, Wevers RA, Kleijer WJ, Groener JE, de Jong JG, van Weely S, Niezen-Koning KE, van Diggelen OP.: The frequency of lysosomal storage diseases in The Netherlands. Hum Genet, 1999; 105(1-2): 151-156.
5) Zimran A, Gelbart T, Westwood B, Grabowski GA, Beutler E.: High frequency of the Gaucher disease mutation at nucleotide 1226 among Ashkenazi Jews. Am J Hum Genet, 1991; 49(4): 855-859.
6) Ida H, Rennert OM, Kawame H, Maekawa K, Eto Y.: Mutation prevalence among 47 unrelated Japanese patients with Gaucher disease: identification of four novel mutations. J Inherit Metab Dis, 1997; 20(1): 67-73.
7) 大和田操, 衛藤義勝, 北川照男: わが国におけるGaucher病の実態. 日本小児科学会雑誌, 2000; 104(7): 717-722.
8) Gaucher Registry Annual Report. 2010.
9) 井田博幸: ゴーシェ病. 別冊 日本臨牀 新領域別症候群シリーズNo.20 先天代謝異常症候群（第2版）下, 2012: 465-467.
10) Tajima A, Yokoi T, Ariga M, Ito T, Kaneshiro E, Eto Y, Ida H.: Clinical and genetic study of Japanese patients with type 3 Gaucher disease. Mol Genet Metab, 2009; 97(4): 272-277.
11) Ida H, Rennert OM, Ito T, Maekawa K, Eto Y.: Type 1 Gaucher disease: phenotypic expression and natural history in Japanese patients. Blood Cells Mol Dis, 1998; 24(1): 73-81.
12) Horowitz M, Tzuri G, Eyal N, Berebi A, Kolodny EH, Brady RO, Barton NW, Abrahamov A, Zimran A.: Prevalence of nine mutations among Jewish and non-Jewish Gaucher disease patients. Am J Hum Genet, 1993; 53: 921-930.
13) 井田博幸: ゴーシェ病.「ライソゾーム病」診断と治療社, 2011: 144-148.
14) 加藤俊一: 造血幹細胞移植. ゴーシェ病Up Date; 診断と治療社, 2016: 106-115.
15) Narita A, Shirai K, Itamura S, Matsuda A, Ishihara A, Matsushita K, Fukuda C, Kubota N, Takayama R, Shigematsu H, Hayashi A, Kumada T, Yuge K, Watanabe Y, Kosugi S, Nishida H, Kimura Y, Endo Y, Higaki K, Nanba E, Nishimura Y, Tamasaki A, Togawa M, Saito Y, Maegaki Y, Ohno K, Suzuki Y.: Ambroxol chaperone therapy for neuronopathic Gaucher disease: A pilot study. Ann Clin Transl Neurol, 2016; 3(3): 200-215.
16) 井田博幸, 衛藤義勝, 田中あけみ, 高柳正樹, 酒井規夫, 川合基司, 田畑恭裕: 日本人Gaucher病（Ⅰ型, Ⅱ型およびⅢ型）患者に対するセレザイム®の8年間の製造販売後調査結果による有効性と安全性の検討. 小児科診療, 2013; 76(8): 1325-1334.
17) Weinreb NJ, Goldblatt J, Villalobos J, Charrow J, Cole JA, Kerstenetzky M, vom Dahl S, Hollak C.: Long-term clinical outcomes in type 1 Gaucher disease following 10 years of imiglucerase treatment. J Inherit Metab Dis, 2013; 36(3): 543-553.
18) Weinreb N, Taylor J, Cox T, Yee J, vom Dahl S.: A benchmark analysis of the achievement of therapeutic goals for type 1 Gaucher disease patients treated with imiglucerase. Am J Hematol, 2008; 83(12): 890-895.
19) Andersson H, Kaplan P, Kacena K, Yee J.: Eight-year clinical outcomes of long-term enzyme replacement therapy for 884 children with Gaucher disease type 1. Pediatrics, 2008; 122(6): 1182-1190.
20) Sims KB, Pastores GM, Weinreb NJ, Barranger J, Rosenbloom BE, Packman S, Kaplan P, Mankin H, Xavier R, Angell J, Fitzpatrick MA, Rosenthal D.: Improvement of bone disease by imiglucerase (Cerezyme) therapy in patients with skeletal manifestations of type 1 Gaucher disease: results of a 48-month longitudinal cohort study. Clin Genet, 2008; 73(5): 430-440.
21) Mistry PK, Deegan P, Vellodi A, Cole JA, Yeh M, Weinreb NJ.: Timing of initiation of enzyme replacement therapy after diagnosis of type 1 Gaucher disease: effect on incidence of avascular necrosis. Br J Haematol, 2009; 147(4): 561-570.
22) Lukina E, Watman N, Dragosky M, Pastores GM, Arreguin EA, Rosenbaum H, Zimran A, Angell J, Ross L, Puga AC, Peterschmitt JM.: Eliglustat, an investigational oral therapy for Gaucher disease type 1: Phase 2 trial results after 4 years of treatment. Blood Cells Mol Dis, 2014; 53(4): 274-276.
23) Cox TM, Drelichman G, Cravo R, Balwani M, Burrow TA, Martins AM, Lukina E, Rosenbloom B, Ross L, Angell J, Puga AC.: Eliglustat compared with imiglucerase in patients with Gaucher's disease type 1 stabilised on enzyme replacement therapy: a phase 3, randomised, open-label, non-inferiority trial. LANCET, 2015; 385(9985): 2355-2362.
24) Pastores GM, Weinreb NJ, Aerts H, Andria G, Cox TM, Giralt M, Grabowski GA, Mistry PK, Tylki-Szymańska A.: Therapeutic goals in the treatment of Gaucher disease. Semin Hematol, 2004; 41(Suppl 5): 4-14.
25) Starzyk K, Richards S, Yee J, Smith SE, Kingma W.: The long-term international safety experience of imiglucerase therapy for Gaucher disease. Mol Genet Metab, 2007; 90(2): 157-163.
26) Guidelines for diagnosis, treatment and monitoring of Gaucher's disease. The Belgian Working Group on Gaucher disease, 2004.
27) Deegan PB, Moran MT, McFarlane I, Schofield JP, Boot RG, Aerts JM, Cox TM.: Clinical evaluation of chemokine and enzymatic biomarkers of Gaucher disease. Blood Cells Mol Dis, 2005; 35(2): 259-267.
28) Packman W, Crosbie TW, Behnken M, Eudy K, Packman S.: Living with Gaucher disease: Emotional health, psychosocial needs and concerns of individuals with Gaucher disease. Am J Med Genet A, 2010; 152A(8): 2002-2010.